MÉMOIRE

SUR LE

BÉRIBÉRI

PAR

LE PROFESSEUR J. SODRÉ PÉREIRA

PRÉCÉDÉ D'UNE INTRODUCTION

De M. le Docteur Charles MAURIAC

MÉDECIN DES HÔPITAUX DE PARIS

(Hôpital du Midi)

PARIS

ADRIEN DELAHAYE, LIBRAIRE-ÉDITEUR

PLACE DE L'ÉCOLE-DE-MÉDECINE

1874

MÉMOIRE

SUR LE

BÉRIBÉRI

COULOMMIERS. Typ. et ster. de CHÉRIEUX.

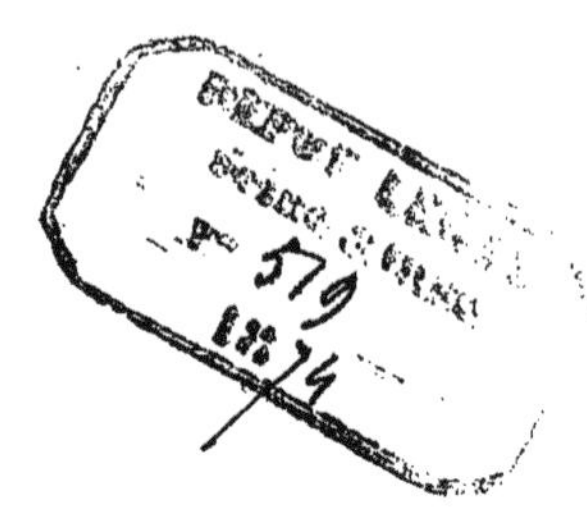

MÉMOIRE

SUR LE

BÉRIBÉRI

PAR

LE PROFESSEUR J. SODRÉ PÉREIRA

PRÉCÉDÉ D'UNE INTRODUCTION

De M. le Docteur Charles MAURIAC

MÉDECIN DES HÔPITAUX DE PARIS

(Hôpital du Midi)

PARIS

ADRIEN DELAHAYE, LIBRAIRE-ÉDITEUR

PLACE DE L'ÉCOLE-DE-MÉDECINE

—

1874

Tous droits réservés.

A

LA FACULTÉ DE MÉDECINE

DE BAHIA

INTRODUCTION

Parmi les maladies exotiques, le *Béribéri* est une des plus intéressantes et une de celles qui devraient exciter au plus haut degré la curiosité des médecins européens.

La singularité de son nom dont on ne connaît pas encore l'origine, sa distribution géographique, le caractère, le nombre et la gravité de ses manifestations, la divergence des opinions sur la place qu'il faut lui assigner dans le cadre nosologique, etc., etc., telles sont les principales circonstances de son histoire qui avaient depuis longtemps attiré mon attention.

L'an dernier, M. le professeur Sodré Péreira, un de mes confrères et amis, physiologiste et médecin fort distingué, professant et exerçant au Brésil, à Bahia, m'apprit que le béribéri régnait dans cette partie du nouveau monde, et qu'il en avait observé un grand nombre de cas. Nous causâmes longuement de cette maladie ; et, quelque temps après, il eut l'obligeance de me donner à lire un mémoire qu'il se proposait de publier sur elle.

I

Cet important travail, qui résume une expérience de plusieurs années, se recommande assez de lui-même, pour qu'il soit inutile d'en faire l'éloge. On y trouvera surtout des descriptions claires et précises ; et ce sont là des qualités essentielles dans un sujet obscur, où chaque détail a besoin d'être mis dans le jour qui lui convient pour être ensuite soumis à une analyse rigoureuse.

Parmi les chapitres les plus instructifs et les plus nouveaux, je signalerai celui qui a trait à l'étiologie.

Le béribéri n'avait été observé jusqu'à présent que

sur les rivages de la mer des Indes. D'après Dick, Marshall, Hamilton, Malcolmson, Balfour, il est endémique sur la côte ouest du golfe du Bengale, dans la bande de littoral qui répond aux circars du nord et à la côte de Coromandel. Il serait beaucoup plus rare dans l'intérieur des terres et sur la côte est du Bengale.

D'après Rogers, Ridley, etc., le béribéri serait très commun à Ceylan ; et Oudenhoven affirme qu'il sévit habituellement dans l'archipel indien.

Schmidt, Muller, Schneider, Heymann, le décrivent comme une des maladies endémiques de Bornéo. Java, Sumatra et Banka. — Dans les Molluques, Lesson l'a observé à Amboine. Enfin on l'avait vu (Wellsted) parmi les équipages naviguant dans les mers qui baignent les côtes que je viens d'énumérer.....

II

Tel était le domaine géographique du béribéri, tracé autrefois avec beaucoup de soin par Hirsch.

Le mémoire de M. le Dr Sodré Péreira nous prouve qu'il faut agrandir ce domaine, puisqu'on a observé aussi le béribéri au Brésil, où il fit son apparition pour la première fois en 1865.

Jusqu'ici il est resté confiné à San Salvador, capitale de la province de Bahia, et dans quelques autres villes du littoral et de la baie.

Parmi les principales conditions étiologiques, M. le Dr Sodré insiste sur l'intoxication paludéenne à laquelle il fait jouer un rôle prédominant. — C'est là un des points les plus saillants du mémoire, car l'auteur en tire des conclusions importantes relativement à la nature de la maladie.

III

Dans le chapitre sur la symptomatologie, tous les phénomènes propres à la maladie : engourdissement, faiblesse, paralysie centripète des membres inférieurs, avec hypéresthésie de la peau et des muscles, etc. ; prostration générale, état discrasique du sang, œdème et suffusions séreuses ; troubles de la circulation et de la respiration, etc., sont énumérés et décrits avec soin.

La mobilité de l'œdème qui se déplace en quel-

ques heures est une particularité intéressante, signa-
lée pour la première fois par M. Sodré, qui en fait
ressortir la valeur au point de vue du diagnostic. —
La rareté des urines coïncidant avec une absence
complète de diaphorèse, me paraît aussi un fait bien
remarquable et sur lequel l'auteur insiste avec rai-
son.

Quant à la nature du béribéri, il est assez diffi-
cile de la préciser. M. Sodré regarde cette maladie
comme le résultat d'une intoxication profonde des
centres nerveux (surtout de la moelle et du tri-
planchnique) par un miasme analogue ou identique au miasme paludéen. L'œdème résulterait
d'un état paralytique des nerfs vaso-moteurs.

M. Sodré ne connaît qu'un mode de traitement
sur l'efficacité duquel on puisse compter ; il l'appelle
le traitement vraiment spécifique : c'est un voyage
dans les pays froids. Il rapporte quelques cas très-
probants à l'appui de cette manière de voir.

En résumé, j'ai lu avec le plus vif intérêt ce mémoire, qui est le fruit d'une longue et conscien-

cieuse observation. Pour ma part, je remercie M. Sodré Péreira d'avoir augmenté la somme de nos connaissances sur cette curieuse maladie, et, de plus, d'avoir eu la gracieuseté d'écrire son excellent travail en français, bien que ce ne soit pas sa langue natale.

CHARLES MAURIAC,

Médecin des hôpitaux de Paris
(Hôpital du Midi).

MÉMOIRE

SUR LE

BÉRIBÉRI

Étymologie et synonymie.

Les auteurs ne sont pas d'accord sur l'étymologie du mot *béribéri*. La plupart, cependant, supposent que cette dénomination dérive d'un mot singalais, *béribéri*, qui signifie *faiblesse*, et répété, veut dire *faiblesse extrême*. Cette maladie est encore connue aux Indes sous le nom de « *mauvais mal de Ceylan*. »

Historique.

Cette entité morbide est jusqu'à présent fort peu connue des pathologistes européens. James Copland, dans son *Dictionary of practical Medicine;* de La Berge et Monneret, dans leur *Compendium de médecine pratique*, parlent de la maladie qui règne dans l'Inde. Mais, dans ces derniers temps, on a peu écrit sur ce sujet. Le docteur Aitken, dans son ouvrage *The Science and the practice of Medicine*, et le docteur Thomas Hawkes-Tanner, dans sa *Practice of Medicine*, font mention du béribéri pour en avoir entendu parler par des médecins des colonies anglaises. Le dernier, qui n'en dit presque rien, la confond d'ailleurs avec l'hydropisie. Les traités même les plus modernes de clinique et de pathologie publiés en France sont muets sur cette matière.

Pourtant, nous avons vu un mémoire ; mais il est fondé seulement sur des hypothèses et n'avance rien de certain. Son auteur est le premier à dire qu'il n'a jamais observé un seul cas de béribéri. Les ouvrages d'Allemagne que nous connaissons, y compris celui du professeur Niemeyer, de Tubingue, gardent aussi le même silence.

Le béribéri est généralement connu dans l'Inde ; mais sa zone endémique semble être déterminée d'une manière particulière. Les endroits où on l'a le mieux observé sont la côte de Malabar et l'île de Ceylan.

Il est d'ailleurs fort commun dans une région dont les limites sont au N. Ganjan et au S. Madras. A 40 ou 60 milles du littoral, en marchant vers l'intérieur, la maladie semble disparaître.

Dans la péninsule de l'Indostan, son foyer principal d'endémie est une province comprise entre 15° et 20° L. N., et qui se trouve à l'O. du golfe du Bengale. Au N. de Madras, les cordillières de Guntore, Nellore, Masulipatam, Nizagapatam, Rajahmundry, Bullary et

Cudapah, sont les points qui souffrent le plus de ce mal. Au S. de Madras, dans le continent, le béribéri n'y est plus observé (*Aitken*).

Cette maladie, d'une nature inconnue et toute spéciale, est fréquente chez les étrangers, mais beaucoup plus chez les indigènes. Toutefois, la mortalité est bien plus grande chez les premiers.

Les troupes anglaises en ont donné un si triste témoignage, que les médecins militaires anglais la considèrent comme aussi fatale que le choléra, frappés qu'ils ont été de la proportion de ceux qui ont été atteints par ces deux maladies, et de ceux qui en sont morts.

Le docteur Waring a observé que la proportion moyenne de la mortalité chez les soldats européens est de 26 p. 100, tandis que chez les indigènes elle est de 14 p. 100. Cette mortalité étonnante est en outre fort légère relativement à celle qui existe dans les prisons indiennes, où le chiffre est de 36,5 p. 100.

Le béribéri a commencé à faire son apparition au Brésil, en 1865. Avant cette époque, aucun médecin n'avait jamais remarqué une pareille maladie. Jusqu'ici, elle n'a sévi que dans la capitale de la province de Bahia (San Salvador), et dans quelques autres villes du littoral de la baie, comme par exemple, Santo-Amaro, Cachoeira, etc.

Dans l'intérieur elle n'a pas encore paru.

Dans les autres provinces de l'empire brésilien, on ne connaît point le béribéri. Les médecins de Rio-de-Janeiro n'en ont jamais vu un seul cas. Et quand parfois nous en parlons, ils le considèrent plutôt comme une myélite que comme une entité morbide différente.

Contrairement à l'assertion du docteur Waring, au Brésil, la maladie paraît attaquer de préférence les indigènes, et surtout ceux de la race caucasique. Les mulâtres, les noirs, etc., en sont bien moins souvent atteints.

Jusqu'à ce moment, les cas observés suffisent pour pouvoir affirmer qu'il existe une endémie franche et bien caractérisée. Nous avons vu des cas se manifester dans n'importe quelle saison de l'année ; bien entendu que, dans les mois pluvieux d'avril, mai, juin et juillet, la maladie est plus commune.

Étiologie.

Nous ne pouvons rien dire sur la cause déterminante de cette terrible maladie. Il semble cependant qu'elle trouve la meilleure condition de son développement dans l'humidité et la chaleur. La température à Bahia, soit en hiver, soit en été, soit pendant la journée ou pendant la nuit, change peu. Les variations thermométriques peuvent être dédaignées, de manière que nous pouvons presque dire que notre température est constante. Ce qui nous fait supposer que ses variations n'ont pas une grande influence sur la cause de la maladie.

L'état électrique semble également n'influer sur elle que très-peu. Ainsi, au printemps et en été, pendant les mois de septembre, octobre, novembre et décembre, où, sous notre latitude, l'air ambiant est saturé d'électricité qui se révèle par de grands coups de tonnerre, on ne remarque aucune diminution ni aucune augmentation dans les progrès de la maladie.

A notre avis, parmi les causes qui paraissent avoir une action bien prononcée sur la manifestation du béribéri, l'intoxication paludéenne prédomine.

La ville de San Salvador est divisée en plusieurs quartiers. Quelques-uns, placés sur le plateau d'une montagne, sont les plus sains parce qu'ils sont constamment rafraîchis par le vent. D'autres, assis au pied de la montagne, sont par conséquent plus ou moins proches de quelques endroits marécageux et même d'un lac appelé le Dique, de plus d'une demi-lieue d'étendue, où le béribéri fait un plus grand nombre de victimes, aidé aussi par la fièvre intermittente bien commune dans ces parages.

Nous avons vu des cas de béribéri commencer de la

même façon qu'une intoxication paludéenne. Néanmoins nous ne voulons pas dire, d'après ce que nous venons d'exposer, que les maladies en question soient de la même nature. Ce que nous voulons, c'est attirer l'attention des praticiens et des observateurs sur cette similitude, afin qu'elle soit mieux définie. C'est là tout notre désir.

Une condition qui paraît essentielle au développement du béribéri, c'est l'acclimatation. Nous n'avons encore observé aucun cas de maladie chez les étrangers nouvellement arrivés. Il faut du moins, pour qu'elle fasse son explosion, que l'individu ait quelques mois de résidence dans le pays. Nous ne l'avons jamais vue se développer en moins d'un an. C'est ce qui nous fait croire que la cause est lente dans son action destructive, et qu'elle y prédispose petit à petit l'économie. Cependant, les individus les plus vigoureux et les plus sains, et qui, avant d'en être attaqués, n'éprouvaient rien qui dût faire supposer une souffrance quelconque, se sont tout à coup trouvés envahis par le mal ; et, si bons que parussent être leur constitution et leur tempérament, ils succombaient tout de même. Les médecins anglais de l'Inde, habitués à considérer la terrible maladie de Ceylan comme une anémie grave, attribuent la cause génératrice du béribéri à la mauvaise qualité et à la petite quantité de nourriture.

Mais ici, à Bahia, les gens les plus riches et les mieux
nourris sont ceux qui semblent être attaqués de préférence. Nous trouvons donc qu'une telle cause peut influer tout au plus d'une manière indirecte en affai-
blissant l'organisme et en le rendant plus sujet aux
impressions morbides, mais nullement en agissant
d'une manière sensible et directe.

En général, les causes déprimantes, les profondes
affections morales, la nostalgie, etc., sont aussi des
modifiants bien favorables à l'apparition du mal. Dans
les causes prédisposantes individuelles le sexe a une
influence remarquable. Il est rare de voir une femme
attaquée du béribéri.

Les âges extrêmes semblent en être respectés. Les
adultes, jusqu'à l'âge viril, sont ceux qui sont le plus
généralement atteints.

Symptomatologie.

Le béribéri est une maladie générale caractérisée
par une dyscrasie du sang, par de l'œdème et un senti-
ment de prostration et de faiblesse profondes dans tout
le système musculaire.

Les malades ne peuvent même pas quelquefois
mouvoir leurs membres, surtout les inférieurs qui paraissent, dans ces conditions, soustraits à l'action de la

volonté. L'engourdissement est, outre la faiblesse, un symptôme invariable presque toujours suivi de fourmillements, à marche centripète. Plus tard, ces troubles nerveux sont remplacés, dans la plupart des cas, par la paralysie du mouvement qui commence aussi de la périphérie vers le tronc, ressemblant assez souvent à la paralysie générale progressive.

Cependant on voit communément l'hyperesthésie de la peau et même des muscles accompagner cet état de paralysie des mouvements. La marche du malade, quand il peut faire usage de ses membres, est analogue à celle d'un individu qui souffre de l'ataxie locomotrice.

Une circonstance que personne ne mentionne, et que, pour ma part, j'ai toujours observée, c'est que l'œdème concomitant à la maladie est presque toujours *mobile*. Il prend la forme volante et se manifeste d'un endroit à un autre en quelques heures. Nous avons vu des malades qui présentaient, à un certain moment de la journée, l'œdème des membres inférieurs, et dont les membres affectés se trouvaient, six heures après, dans leur état normal, tandis que les membres supérieurs devenaient le siége de l'infiltration.

Ce symptôme, qui a captivé sans cesse toute notre sollicitude et qui n'est pas ordinaire dans les autres maladies que nous connaissons, est d'un grand avantage dans le diagnostic différentiel.

Les cavités splanchniques sont le plus souvent envahies par les épanchements séreux. La respiration est opprimée, la dyspnée est un symptôme qui manque rarement. Elle est produite non-seulement par l'affaiblissement musculaire, mais encore par les épanchements si communs d'ailleurs dans les plèvres et dans le péricarde. Il n'est pas rare de voir la dyspnée précédée par une sensation opprimante à l'épigastre ou à la région thoracique, semblable, au dire des malades, à une compression faite par une barre de fer. Ce signe est toujours fâcheux, parce qu'on voit les altérations de l'appareil respiratoire suivre une marche rapide et effrayante. Quand la dyspnée se présente, il y a des signes sthétoscopiques très-remarquables. En général, les râles muqueux, la bronchophonie, la crépitation, la matité pneumonique, ou résultant de la pleurésie avec épanchement, sont des phénomènes qu'on observe fréquemment. J'ai vu un cas où l'épanchement pleurétique du côté droit était si grand, que j'ai été forcé de pratiquer la thoracentèse, selon la méthode du célèbre professeur Trousseau, et j'ai extrait un litre et demi d'un liquide de couleur verdâtre, donnant un précipité albumineux par l'action de la chaleur ou de l'acide azotique.

Le pouls est fréquent, faible et quelquefois inter-
mittent. Le cœur est tantôt normal, présentant seulement quelques palpitations, des intermittences, des
dérangements rhythmiques, etc., et tantôt il est le siége
de phénomènes anormaux.

Chez certains malades, et ceux-là sont les plus nom-
breux, nous avons entendu au premier temps un souffle
tout à fait identique à celui de la chlorose; chez d'autres, il y avait des bruits au premier et au second temps,
et même des bruits doubles qui masquaient les bruits
normaux de l'organe. Dès lors, nul doute qu'il y ait des
lésions organiques du cœur qui, pour bien des gens,
existaient déjà d'avance, et que la souffrance nouvelle
qu'ils éprouvaient augmentait à peine. Les carotides
et les artères volumineuses laissent continuellement
entendre le bruit de souffle doux.

La maladie est toujours apyrétrique, mais il n'est
pas rare de voir son début précédé de frissons et
de deux ou trois accès de fièvre intermittente quoti-
diénne ou tierce. La température baisse de trois à
quatre degrés dans les extrémités inférieures. Dans le
reste du corps, dans l'aisselle, le rectum, la bouche,
elle se conserve à peu près à l'état naturel.

La diaphorèse est presque toujours abolie. Un symptôme de grande importance et qui ne manque presque
jamais, c'est la diminution de la sécrétion urinaire. Il

n'y a ni dysurie, ni strangurie, c'est l'urine dont la quantité a été diminuée, et parfois elle descend à un petit chiffre incroyable.

J'ai soigné un malade qui se trouve présentement à Paris, et chez lequel cette sécrétion pendant 24 heures a produit seulement deux onces d'urine (soixante-quatre grammes). L'urine est souvent colorée par la bile, quelquefois son aspect est naturel. La liqueur cu-pro-potassique est sans aucune réaction. La présence de l'albumine dans ce liquide est un fait très-or-dinaire.

Les organes de la génération chez l'homme ne peuvent plus remplir leurs fonctions. Ils deviennent tout à fait impuissants. Et, cependant, aussitôt après le commen-cement de la maladie, il n'est pas rare qu'il y ait, pendant la nuit et insciemment, des pertes séminales.

Quand la maladie avance, la langue devient pâle, tremblante, blanchâtre; la muqueuse se détache, lais-sant souvent les papilles de l'organe à découvert; l'haleine est désagréable et fétide; les dents et les gencives sont fuligineuses; l'appétit est diminué, les digestions sont difficiles, et les intestins fonctionnent péniblement. Il y a presque toujours de la constipa-tion.

L'intelligence conserve sa parfaite lucidité; les ma-lades dorment peu et ont, pendant leur sommeil, des rêves bizarres, des agitations musculaires, etc. Je n'ai point observé de phénomènes ataxiques pendant la veille ; mais les malades succombent tourmentés de douleurs articulaires se fixant dans les grandes articulations, comme le genou, la hanche, etc. D'autres fois l'asphyxie, avec toutes ses souffrances, termine les jours de ces malheureux.

Jamais nous n'avons vu aucun cas de béribéri avec cette forme inflammatoire dont parle Aitken.

Seulement, nous avons constaté quelque différence dans l'intensité de la maladie ; ce qui nous l'a fait diviser en béribéri bénin et béribéri grave.

Anatomie pathologique.

Le sang extrait des veines est aqueux. Il n'y a point d'équilibre entre les éléments solides et les éléments liquides. Les premiers diminuent, et les seconds, par conséquent, se trouvent relativement augmentés. La fibrine, qui conserve d'ailleurs son chiffre normal, devient aussi élevée, de manière qu'en laissant reposer le sang obtenu par la phlébotomie, la couenne inflammatoire se forme. Les globules blancs se conservent également, mais les globules rouges diminuent, de sorte qu'il y a une leucocythémie apparente.

L'examen cadavérique révèle la présence de liquides

dans quelques-unes des cavités splanchniques, et parfois dans toutes. Les plèvres, le péricarde sont quelquefois le siége le plus commun de l'exsudation. Le cœur, même dans sa trame, se trouve parfois infiltré, et l'on aperçoit alors la dilatation des ventricules qui deviennent pâles et mous. On a vu des caillots sanguins occuper le ventricule gauche, et ce qui est plus ordinaire, les grosses artères, aorte pulmonaire, carotides.

Le parenchyme pulmonaire laisse couler de la sérosité lorsqu'on le coupe à sa surface. De même on a observé des épanchements aux ventricules du cerveau, ainsi qu'entre les feuilles de l'arachnoïde. Jamais nous n'avons vu de congestion cérébrale. La moelle présente tantôt une augmentation du liquide céphalo-rachidien, et tantôt un ramollissement qui n'est pas toutefois bien avéré. Les reins sont presque toujours anémiques, et les capsules décolorées. Aucune lésion importante n'a jamais été remarquée dans les autres viscères. L'estomac, le foie, la rate, les intestins, de même que le système ganglionnaire (*grand sympathique*), paraissent dans l'état physiologique.

Nature et marche de la maladie.

Nous ne saurions trop insister sur le point suivant :

pour nous, le béribéri est une maladie produite par une intoxication profonde des centres nerveux, et surtout de la moelle et du trisplanchnique. Nous croyons, sans crainte de nous tromper, que l'on peut le classer à côté du choléra-morbus et de la fièvre paludéenne. Les altérations de l'appareil respiratoire et circulatoire, ainsi que l'adynamie caractéristique, ne pourront, d'après notre manière de penser, être expliqués, si l'on n'admet pas un sérieux dérangement dans le ganglionnaire et dans la moelle. L'œdème, selon nous, trouve son explication tout entière dans la paralysie des nerfs vaso-moteurs, outre qu'il est aidé par la dyscrasie sanguine et par les ravages observés dans le cœur et les poumons. La marche de la maladie est lente en général. Il est surprenant de voir le malade succomber durant la première semaine. Le terme fatal est entre sept et trente jours.

Lorsque le béribéri est de forme bénigne, les symptômes n'arrivent jamais à leur dernière évolution; la paralysie commence à disparaître, les urines se manifestent, et la diaphorèse est abondante, signes de bon augure pour le pronostic. L'appétit revient et les fonctions vont peu à peu s'approchant de l'état normal. Mais, malgré cela, la convalescence est bien lente et suivie de douleurs articulaires qui subsistent pendant plusieurs mois, et même pendant plus d'un an. Il est rare que les organes de la génération récupèrent leur ancienne vitalité. Le symptôme qui dure le plus longtemps, c'est la faiblesse. Les personnes attaquées par cette épouvantable maladie ne recouvrent jamais leur vigueur naturelle. Elles sont, au contraire, sujettes aux rechutes. Le béribéri de forme grave est mortel, si on ne l'enraie pas tout de suite.

Diagnostic.

Au début de sa manifestation, le béribéri peut être confondu avec la fièvre paludéenne s'il est précédé de frissons et d'accès ; ou bien avec la myélite chronique, le ramollissement de la moelle, et surtout avec les lésions organiques du cœur et l'anémie profonde.

Il sera cependant aisé, vu les commémoratifs, de faire le diagnostic différentiel. La faiblesse, l'abattement profond, la forme volante de l'œdème, le faciès du malade, ne laisseront aucun doute au praticien.

Pronostic.

Le bértbéri est presque toujours fatal, si le malade ne peut pas faire le traitement que nous appelons « *spécifique* » ; alors la mort vient par asphyxie ou embolie ; et d'autres fois il n'est pas extraordinaire que l'adynamie semble être la cause unique de la mort.

Traitement.

Dès le principe, quand le béribéri commença à se développer au Brésil (comme le traitement spécifique était encore ignoré), l'on employa à peu près tous les moyens. Je les citerai comme faisant partie de l'historique de la maladie. Ainsi, les toniques novrosthéniques, tels que le sulfate de quinine, le quinquina rouge; les stimulants, tels que l'ammoniaque, les vins généreux de Porto, de Madère, de Xérès; les diaphorétiques, comme l'aconit, le guayai, etc.; les diurétiques, surtout la scylle, la nitre, la digitale; les évacuants, le jalap, le calomel, la scamonée, l'aloès, etc., étaient trop employés selon les symptômes prédominants, et cela même selon la fonction qui se trouvait plus altérée ou pervertie, et qu'on voulait rétablir. La noix vomique, la strychnine, comme excitants musculaires, en développant l'action motrice des centres nerveux; la digitaline, comme modifiant cardiaque dans les cas où il y avait des dérangements et des battements déréglés de l'organe central de la circulation, étaient aussi fort en usage. La médication spoliatrice était beaucoup en vigueur, et les vésicatoires ainsi que les cautères, le long de l'épine dorsale et aux extrémités inférieures, étaient souvent recommandés. Le traitement martial fut aussi essayé sans aucun résultat. Ce qui nous prouve que la maladie n'est pas de la même nature que la chlorose. On avait même parfois employé la saignée chez les individus forts, bien constitués et de tempérament sanguin. Mais toujours après la phlébotomie, la maladie ne faisait qu'empirer. Tels étaient les différents moyens dont on usait à Bahia avant de connaître le traitement *spécifique*.

Quel est donc ce traitement? tout simplement un voyage dans les pays froids. Ainsi, lorsque le médecin aura reconnu la maladie, il ne doit pas hésiter un seul instant à exiger le voyage du malade, surtout pour des latitudes où cette endémie n'a pas encore paru. Mais souvent, quand on ne peut arriver à ce but, le déménagement seul suffit pour enrayer la marche effrayante du béribéri. Nous pourrions compter par centaines les cas des malades qui, atteints du béribéri, de forme la plus grave, se sont rétablis presque par enchantement, en faisant la traversée de la mer.

Actuellement, à Paris, il y a beaucoup de nos compatriotes qui sont partis de Bahia mourants et qui, sans médication aucune, sont arrivés presque guéris. Dernièrement, avant mon départ, je fus appelé en consultation auprès d'un malade appartenant à une famille très-distinguée de notre pays. Mes illustres confrères, MM. le baron de Ytapoa, Souto, Silva-Lima et moi reconnûmes le béribéri aigu, avec œdème, faiblesse générale, en un mot, avec tous les signes les plus fâcheux de la maladie. Nous le fîmes embarquer sans aucun délai pour l'Europe.

Eh bien ! le malade est parti le 24 juin de Bahia, et est arrivé à Lisbonne le 11 juillet.

Moi-même j'ai quitté Bahia le 4 juillet, et, à mon arrivée à Lisbonne, le 19 du même mois, je trouvai mon malade, qu'on avait été obligé de porter sur le navire, presque guéri. Tous les symptômes avaient disparu, la faiblesse seule restait. Il sera dans quelques jours à Paris, et j'espère le retrouver en parfaite santé.

J'irais trop loin si je voulais faire des citations analogues.

Tout ce que nous venons d'exposer nous confirme dans l'opinion que nous avons émise : — « Que le béribéri est une intoxication lente des centres nerveux, et que la guérison se fait par le voyage, parce que l'organisme a été soustrait à l'action intoxicatrice, et non parce que l'influence cosmique neutralise l'impression morbigène ».

En publiant ce petit travail dans une autre langue que la nôtre, nous n'avons eu que le désir d'appeler l'attention des grands savants de tous les pays sur cette maladie bizarre et terrible qui fait chaque jour, dans les Indes et au Brésil, de si grands ravages et qui, dans un temps plus ou moins éloigné, pourrait bien faire irruption en Europe.

Heureux si, pour prix de nos efforts, nous arrivons à notre but. Notre plus grande satisfaction serait d'apprendre que l'on est enfin parvenu à découvrir un moyen qui fût à la portée de tous. Ce serait un immense bienfait pour l'humanité !!!

CORBEIL. — Typographie et stéréotypie de CRÉTÉ FILS.